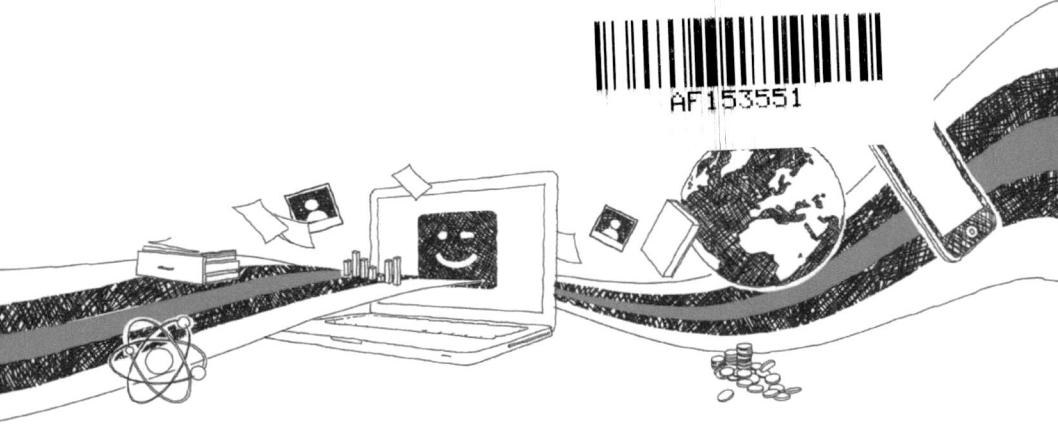
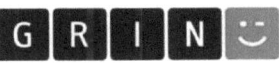

Strategischer Wandel bei der Gesundheits- und Medizintechnik AG

Franziska Merath

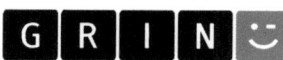

Bibliografische Information der Deutschen Nationalbibliothek:

Die Deutsche Nationalbibliothek verzeichnet diese Publikation in der Deutschen Nationalbibliografie; detaillierte bibliografische Daten sind im Internet über http://dnb.d-nb.de abrufbar.

ISBN: 9783346976956
Dieses Buch ist auch als E-Book erhältlich.

Deutsche Hochschule für
Prävention und Gesundheitsmanagement
Hermann-Neuberger-Sportschule 3
66123 Saarbrücken

Hausarbeit

Name, Vorname	Merath, Franziska
Studiengang	MBA Sport- & Gesundheitsmanagement
Studienmodul	Strategisches Management II
Datum Präsenzphase (siehe Ergebnisdokumentation)	19.06.23 – 21.06.23
Aufgabe	Strategischer Wandel bei der Gesundheits- und Medizintechnik AG

Inhaltsverzeichnis

1 Aufgabe 1: Bodo Müllers Plan

Im ersten Kapitel sollen nun die Gründe für den Wandel, die Aspekte des Strategiewandels und die Barrieren und Widerstände des Plans von Bodo Müller näher erläutert werden.

1.1 Gründe für Wandel

Die Gründe, die für den von Bodo Müller initiierten Wandel bei der Gesundheits- und Medizintechnik AG sprechen, werden wie folgt beschrieben:

1. Veränderung des Kaufverhaltens: Das Kaufverhalten im Bereich medizinischer Geräte hat sich in den letzten Jahren grundlegend gewandelt. Früher waren es die Krankenhausärzte, die Hauptentscheidungen für den Einkauf von medizinischen Geräten getroffen haben. Heutzutage gewinnen, aus ökonomischen Gründen, die Krankenhausadministration und die Einkaufsabteilungen an Einfluss. Bodo Müller erkennt, dass es wichtig ist, dass das Marketing und der Verkauf die Anliegen und Schwierigkeiten des "C-Level" - bestehend aus CEO, CFO und CIO - ansprechen. Anstatt weiterhin Geld in das Marketing für Krankenhausärzte zu investieren, sollten sie sich nun auf diese Führungsebene konzentrieren.

2. Notwendigkeit ganzheitlicher Lösungen: Die Gesundheits- und Medizintechnik AG wurde bisher als technologie- und ingenieurorientiert wahrgenommen, was für die Entscheidungen der Krankenhausärzte ausreichend war. Jedoch zeigt sich nun, dass das Unternehmen auch ganzheitliche Lösungen liefern muss, um die allgemeine Effizienz im Krankenhaus zu verbessern. Bodo Müller hat beobachtet, dass Kunden einen Mangel an Zusatznutzen und Informationen sehen, den die Gesundheits- und Medizintechnik AG bisher nicht erfüllt hat.

3. Veränderungen im Marktumfeld: Der deutsche Markt für medizinische Geräte ist von hoher Bedeutung, aber auch sehr wettbewerbsintensiv. Die erwarteten Wachstumsraten sind niedrig, unter anderem aufgrund der allgemeinen politischen Meinung, die weiteren Anstieg der Gesundheitsausgaben einzuschränken, sowie der niedrigen staatlichen Finanzierung der Krankenhäuser. Es werden Diskussionen über Gesundheitsreformen geführt, die zukünftige Investitionen unterdrücken könnten. Angesichts dieser Herausforderungen erkennt Bodo Müller die Notwendigkeit, die Marketingstrategie anzupassen und neue Zielgruppen anzusprechen.

Basierend auf diesen Gründen möchte Bodo Müller den Wandel initiieren, um die Marketingstrategien anzupassen. (Müller-Stewens & Lechner, 2011, S. 591–593; Schumann, Prof. Dr. rer. Pol. Oliver, 2022, S. 159–172).

1.2 Aspekte des Strategiewandels

Im Hinblick auf das Change Management gibt es drei Aspekte von Bodo Müllers Plan zum Strategiewandel, die hervorgehoben werden können:

1. Kommunikation und Partizipation: Eine erfolgreiche Umsetzung des Strategiewandels erfordert eine offene und transparente Kommunikation. Bodo Müller sollte die Mitarbeiter frühzeitig über die geplanten Veränderungen informieren und ihnen die Möglichkeit geben, ihre Gedanken, Bedenken und Ideen zu äußern. Indem er die Mitarbeiter in den Entscheidungsprozess einbindet und ihre Perspektiven berücksichtigt, schafft er eine Kultur des Engagements und der Mitwirkung. Dadurch steigt die Akzeptanz bei den Mitarbeitern.

2. Schulung und Entwicklung: Der Strategiewandel erfordert neue Fähigkeiten und Kompetenzen von den Mitarbeitern. Bodo Müller sollte sicherstellen, dass die Mitarbeiter die notwendigen Informationen erhalten, um die Anforderungen des neuen Strategiekonzepts zu erfüllen. Dies kann durch interne Schulungsprogramme, externe Weiterbildungsmöglichkeiten oder den Einsatz von Experten erfolgen. Durch Investitionen in die Entwicklung der Mitarbeiter wird sichergestellt, dass sie die erforderlichen Kenntnisse und Fähigkeiten haben, um den Wandel erfolgreich umzusetzen.

3. Führung und Vorbildfunktion: Bodo Müller und das Top-Management spielen eine entscheidende Rolle bei der Gestaltung des Strategiewandels. Sie müssen als Vorbilder vorangehen und die gewünschten Verhaltensweisen und Werte verkörpern. Indem sie eine klare Vision vermitteln, die Mitarbeiter motivieren und Veränderungen aktiv unterstützen, schaffen sie ein positives Arbeitsumfeld. Es ist wichtig, dass die Führungskräfte auch bei Rückschlägen standhaft bleiben und den Mitarbeitern Sicherheit und Unterstützung bieten.

Indem Bodo Müller diese Aspekte des Change Managements berücksichtigt, kann er den Strategiewandel effektiv umsetzen und das Engagement der Mitarbeiter gewinnen (Müller-Stewens & Lechner, 2011, S. 476–478; Schumann, Prof. Dr. rer. Pol. Oliver, 2022, S. 173–175).

1.3 Barrieren und Widerstände

Folgend werden vier konkrete Beispiele für Barrieren und Widerstände, die diesem Wandel entgegenstehen könnten, beschrieben:

1. Mangelnde Akzeptanz und Veränderungsresistenz: Ein häufiges Hindernis für jeden Wandel ist der Widerstand der Mitarbeiter gegenüber Veränderungen. Einige könnten die Notwendigkeit des Strategiewandels nicht verstehen oder sich unsicher fühlen, dass die Veränderungen ihre Rolle und ihre Arbeitsweise beeinflussen. Sie könnten an den alten Methoden festhalten und Veränderungen als Bedrohung für ihre Komfortzone betrachten.

2. Kommunikationslücken: Wenn die Kommunikation über den Strategiewandel nicht klar und effektiv ist, dies kann Unsicherheit und Gerüchten nach sich ziehen. Mangelnde Informationen oder widersprüchliche Botschaften können dazu führen, dass die Mitarbeiter den Wandel skeptisch betrachten und das Vertrauen in die Führungskräfte verlieren. Eine unzureichende Kommunikation kann auch Missverständnisse zur Folge haben und den Widerstand gegen den Wandel verstärken.

3. Organisatorische Widerstandskräfte: In großen Organisationen gibt es oft etablierte Strukturen, Prozesse und Kulturen, die Veränderungen erschweren können. Bestehende Hierarchien und Abteilungsgrenzen können den Fluss von Informationen und die Zusammenarbeit behindern. Einige Abteilungen oder Mitarbeiter könnten ihre eigene Autonomie oder Ressourcen in Gefahr sehen und daher den Wandel ablehnen.

4. Zeitliche und Ressourcenbeschränkungen: Die Durchführung eines Strategiewandels erfordert Zeit, Geld und Ressourcen. Wenn die Organisation bereits mit anderen laufenden Projekten oder Engpässen konfrontiert ist, könnten die zusätzlichen Anforderungen des Wandels als Belastung empfunden werden. Mangelnde finanzielle Mittel, knappe personelle Ressourcen oder begrenzte technische Unterstützung können den Erfolg des Wandels gefährden und zu Widerstand führen.

Es ist wichtig, diese Barrieren und Widerstände im Blick zu behalten und gezielte Maßnahmen zu ergreifen, um ihnen entgegenzuwirken. Durch eine offene Kommunikation, klare Erklärung der Gründe für den Wandel, Schulungen zur Veränderungsbereitschaft und Beteiligung der Mitarbeiter kann Bodo Müller dazu beitragen, diese Hindernisse zu überwinden (Müller-Stewens & Lechner, 2011, S. 478; Schulte-Zurhausen, 2014).

2 Aufgabe 2: Change Management

Im folgenden Kapitel geht es um das Change Management, bei dem die Gründe des Scheiterns und das Meistern der Veränderungen erklärt werden.

2.1 Gründe für Scheitern

Basierend auf dem 8-Stufen-Modell von John Kotter aus den 1990er Jahren können verschiedene Gründe identifiziert werden, warum der von Bodo Müller initiierte Wandel gescheitert ist. Im konkreten Fall könnten folgende Stufen relevant sein (Kotter, 2015, S. 80–93; Reisinger, Gattringer & Strehl, 2013, S. 190):

Tab. 1: Gründe für das Scheitern bezogen auf das 8-Stufen Modell von Kotters (eigene Darstellung)

Stufe	In Bezug auf Bodo Müllers Plan
Dringlichkeit des Wandels schaffen	Fehlende Überzeugung und Kommunikation der Dringlichkeit: Es ist Bodo Müller nicht geglückt, die Notwendigkeit des Wandels überzeugend zu vermitteln und die Mitarbeiter für die Veränderungen zu mobilisieren. Wenn die Dringlichkeit nicht deutlich kommuniziert und verstanden wird, besteht die Gefahr, dass Mitarbeiter den Wandel als optional oder unwichtig betrachten.
Eine Führungskoalition aufbauen	Mangelnde Unterstützung durch Schlüsselpersonen: Der Erfolg des Wandels erfordert eine starke Führungskoalition, die den Wandel vorantreibt. Bodo Müller ist es nicht gelungen, ausreichend Unterstützung und Engagement von wichtigen Entscheidungsträgern und Schlüsselpersonen in der Organisation zu gewinnen. Ohne eine kooperative und engagierte Führungsebene ist es schwierig, den Wandel erfolgreich umzusetzen.
Vision und Strategie entwickeln	Unklare Vision und Strategie: Bodo Müller hat es nicht geschafft, eine klare und überzeugende Vision für den Wandel zu entwickeln und eine entsprechende Strategie zu formulieren. Eine unklare Vision führt zu Verwirrung und Missver-

	ständnissen, da die Mitarbeiter nicht verstehen, wohin der Wandel führen soll und wie er ihre Arbeit beeinflusst(Johnson, Scholes & Whittington, 2011, S. 640).
Die Vision kommunizieren	Mangelnde Kommunikation der Vision: Selbst, wenn eine Vision vorhanden ist, hatte Bodo Müller keinen Erfolg, diese effektiv zu kommunizieren. Eine unzureichende Kommunikation führt zu Unsicherheit und Gerüchten, wodurch das Vertrauen der Mitarbeiter in den Wandel und die Führungskräfte geschwächt wird.
Kurzfristige Erfolge erzielen	Fehlende schnelle Erfolge: In der Anfangsphase des Wandels ist es wichtig, schnell messbare Erfolge zu erzielen, um das Vertrauen der Mitarbeiter aufzubauen und den Widerstand zu verringern. kurzfristige Erfolge wurden nicht erzielt, was die Mitarbeiter desillusioniert und frustriert hat.

Es ist zu beachten, dass die genauen Gründe für das Scheitern des Wandels von den spezifischen Umständen und der Organisation abhängen. Eine detaillierte Analyse der Situation und der internen Dynamik wäre erforderlich, um wirklich alle relevanten Faktoren zu identifizieren (Schumann, Prof. Dr. rer. Pol. Oliver, 2022, S. 186–195).

2.2 Veränderungen meistern

John Kotter hat sein 8-Stufen-Modell weiterentwickelt und ein 8-Beschleuniger-Modell eingeführt, das darauf abzielt, den Wandel effektiver und schneller umzusetzen. Im konkreten Fall von Bodo Müller könnten die folgenden Maßnahmen entsprechend den 8 Beschleunigern ergriffen werden (Kotter, 2015, S. 80–93):

1. Schaffung einer Sinnhaftigkeit und Wichtigkeit:
   Bodo Müller sollte den Mitarbeitern die Dringlichkeit des Wandels vermitteln und ihnen klar machen, warum der Wandel notwendig ist. Dies kann durch die Kommunikation von Fakten, Daten und Erfahrungen sowie die Aufdeckung der Risiken und Chancen des Status quo geschehen. Indem er den Mitarbeitern die Bedeutung des Wandels verdeutlicht, können sie motiviert werden, ihn zu unterstützen.

2. Aufbau einer leistungsfähigen Führungskoalition:

Bodo Müller sollte eine starke Führungskoalition aufbauen, die den Wandel vorantreibt. Er sollte die Unterstützung und das Engagement wichtiger Entscheidungsträger und Schlüsselpersonen gewinnen, indem er ihnen die Vorteile des Wandels aufzeigt und sie aktiv in den Veränderungsprozess einbezieht. Durch die Zusammenarbeit mit einer kooperativen und engagierten Führungskoalition kann der Wandel effektiver gesteuert werden.

3. Entwicklung einer klaren und überzeugenden Vision:

Bodo Müller sollte eine klare und überzeugende Vision für den Wandel erarbeiten, die den Mitarbeitern zeigt, wohin die Organisation sich entwickeln soll. Die Vision sollte inspirierend und attraktiv sein, um die Mitarbeiter zu motivieren und ihnen eine klare Richtung zu geben. Indem er eine starke Vision formuliert und kommuniziert, kann Bodo Müller den Widerstand verringern und die Mitarbeiter dazu bringen, den Wandel aktiv zu unterstützen.

4. Kommunikation der Vision:

Bodo Müller sollte die Vision überzeugend kommunizieren, um sicherzustellen, dass alle Mitarbeiter sie verstehen und sich mit ihr identifizieren können. Er sollte verschiedene Kommunikationskanäle nutzen, um die Vision zu verbreiten, einschließlich persönlicher Gespräche, Team-Meetings, E-Mails und Unternehmenskommunikation. Durch eine klare und konsequente Kommunikation kann er sicherstellen, dass die Mitarbeiter den Wandel verstehen und ihre Unterstützung gewinnen.

5. Stärkung der Mitarbeiterbefähigung:

Bodo Müller sollte den Mitarbeitern die erforderlichen Fähigkeiten und Ressourcen zur Verfügung stellen, um den Wandel erfolgreich umzusetzen. Dies kann Schulungen, Weiterbildungen und Mentoring umfassen. Die Mitarbeiter sollten dann die neuen Anforderungen verstehen und in der Lage sein, ihre Aufgaben effektiv zu erfüllen. Indem er die Mitarbeiter befähigt, kann Bodo Müller den Wandel erleichtern und den Erfolg der Veränderungen sicherstellen.

6. Generierung von kurzfristigen Erfolgen:

Bodo Müller sollte darauf abzielen, schnell messbare Erfolge zu erzielen, um das Vertrauen der Mitarbeiter zu stärken und den Widerstand zu verringern. Er sollte strategische Ziele festlegen, die in kurzer Zeit erreicht werden können, und die Fortschritte transparent kommunizieren. Durch die Schaffung von frühen Erfolgen bleiben die Mitarbeiter motiviert.

7. Aufbau von Momentum und Verstärkung des Wandels:

Bodo Müller sollte das Momentum des Wandels aufrechterhalten, indem er kontinuierlich Fortschritte erzielt und positive Veränderungen sichtbar macht. Er sollte diejenigen belohnen, die sich aktiv am Wandel beteiligen, und den Erfolgsgeschichten eine Plattform geben, um andere zu inspirieren. Hiermit kann er die Veränderungsbereitschaft und den positiven Einfluss des Wandels in der Organisation erhöhen.

8. Verankerung neuer Ansätze in der Unternehmenskultur:

Bodo Müller sollte darauf achten, dass die neuen Ansätze und Verhaltensweisen im Rahmen des Wandels in die Unternehmenskultur integriert werden. Dies erfordert eine kontinuierliche Unterstützung und Förderung der gewünschten Verhaltensweisen, Überarbeitung von Systemen und Prozessen sowie Anpassung von Anreizstrukturen. Indem er den Wandel fest in die Unternehmenskultur verankert, wird sichergestellt, dass die Veränderungen nachhaltig sind und langfristig Bestand haben.

Indem Bodo Müller die Maßnahmen entsprechend den 8 Beschleunigern des Modells von Kotter ergreift, kann er den Wandel effektiver umsetzen und die Wahrscheinlichkeit eines erfolgreichen Wandels erhöhen. Es ist jedoch wichtig zu beachten, dass jede Organisation und Situation einzigartig ist, und daher sollten die spezifischen Maßnahmen den individuellen Gegebenheiten und Bedürfnissen angepasst werden (Kotter, 2015, S. 90–92; Schumann, Prof. Dr. rer. Pol. Oliver, 2022, S. 186–192).

3 Aufgabe 3: Strategieimplementierung

Im dritten Kapitel wird die Strategieimplementierung näher beleuchtet und in die Schritte Durchsetzung und Umsetzung gegliedert.

3.1 Durchsetzung

Um die neue Strategie erfolgreich zu implementieren, könnten Bodo Müller und die Gesundheits- und Medizintechnik AG die folgenden verhaltensbezogenen Aufgaben in der Durchsetzungsphase angehen:

1. Klar definierte Rollen und Verantwortlichkeiten:

Bodo Müller und das Unternehmen sollten klare Rollen und Verantwortlichkeiten für die Umsetzung der neuen Strategie festlegen. Dies bedeutet, dass jeder Mitarbeiter genau weiß, welche Aufgaben er zu erledigen hat und wie sein Beitrag zum Erfolg der Strategie aussieht. Durch klare Verantwortlichkeiten wird die Umsetzung strukturiert und die Zusammenarbeit innerhalb des Unternehmens verbessert.

2. Führung durch Vorbild:

   Bodo Müller und die Führungskräfte sollten als Vorbilder vorangehen und die gewünschten Verhaltensweisen und Werte verkörpern. Sie sollten die neue Strategie aktiv leben, um eine positive Unternehmenskultur zu fördern. Indem sie die Werte und Verhaltensweisen vorleben, motivieren sie die Mitarbeiter, sich ebenfalls entsprechend zu engagieren.

3. Klare Kommunikation und Einbeziehung der Mitarbeiter:

   Eine offene und transparente Kommunikation ist entscheidend, um die Mitarbeiter über die Strategie zu informieren und sie in den Implementierungsprozess einzubeziehen. Bodo Müller und das Unternehmen sollten regelmäßige Kommunikationskanäle nutzen, wie zum Beispiel Mitarbeitermeetings, Newsletter oder Intranet, um die Ziele und den Fortschritt der Strategieumsetzung zu teilen. Die Mitarbeiter sollten ermutigt werden, Feedback zu geben, Fragen zu stellen und aktiv an der Umsetzung mitzuwirken. Durch die Einbeziehung werden sie zu Befürwortern des Wandels und engagieren sich stärker für die Umsetzung.

Durch die Durchsetzung dieser Maßnahmen legen Bodo Müller und die Gesundheits- und Medizintechnik AG den Grundstein für eine erfolgreiche Implementierung der neuen Strategie. Es ist wichtig, dass die Maßnahmen kontinuierlich überwacht und angepasst werden, um sicherzustellen, dass der Wandel effektiv umgesetzt wird und die gewünschten Ergebnisse erzielt werden (Welge, Al-Laham & Eulerich, 2017, S. 813–835).

3.2 Umsetzung

Um die neue Strategie erfolgreich umzusetzen, müssenBodo Müller und die Gesundheits- und Medizintechnik AG die folgenden sachbezogenen Aufgaben angehen:

1. Ressourcenverteilung:

   Eine effektive Umsetzung der Strategie erfordert die richtige Zuweisung von Ressourcen wie Budget, Personal und Technologie. Bodo Müller und das Unternehmen sollten sicherstellen, dass ausreichende Ressourcen vorhanden sind. Dies könnte bedeuten, dass zusätzliche Investitionen getätigt werden müssen, um beispielsweise neue Technologien einzuführen oder die Kompetenzen der Mitarbeiter zu entwickeln. Eine sorgfältige Ressourcenplanung und -allokation ist entscheidend, um sicherzustellen, dass die Umsetzung der Strategie nicht durch Engpässe behindert wird.

2. Definition von Zielen und Meilensteinen:

Um den Fortschritt der Strategieumsetzung zu messen und zu überwachen, sollten klare Ziele und Meilensteine definiert werden. Diese sollten spezifisch, messbar, erreichbar, relevant und zeitgebunden (SMART) sein. Durch die Festlegung von Zielen können Bodo Müller und das Unternehmen den Fortschritt der Umsetzung verfolgen und gegebenenfalls Anpassungen vornehmen. Zudem dienen sie als Orientierungspunkte für die Mitarbeiter, um ihre Arbeit auf die strategischen Ziele auszurichten.

3. Schulung und Entwicklung der Mitarbeiter:

Die erfolgreiche Umsetzung der Strategie erfordert oft neue Fähigkeiten und Kompetenzen von den Mitarbeitern. Bodo Müller und das Unternehmen brauchen Mitarbeiter mit erforderlichen Fähigkeiten und Kenntnisse, um ihre Aufgaben im Rahmen der neuen Strategie erfolgreich zu erfüllen. Dies kann durch Schulungen, Weiterbildungsprogramme oder die Zusammenarbeit mit externen Experten erreicht werden. Eine kontinuierliche Entwicklung der Mitarbeiter gewährleistet, dass sie den Anforderungen des Wandels gewachsen sind und aktiv zur Umsetzung der Strategie beitragen können.

Durch die Umsetzung dieser Maßnahmen legen Bodo Müller und die Gesundheits- und Medizintechnik AG den Grundstein für eine erfolgreiche Umsetzung der neuen Strategie. Es ist wichtig, dass die Umsetzung kontinuierlich überwacht wird, um sicherzustellen, dass die Ziele erreicht werden und gegebenenfalls Anpassungen vorgenommen werden, um auf veränderte Bedingungen zu reagieren (Kotter, 2015, S. 85–92; Welge et al., 2017, S. 813–835).

4 Aufgabe 4: Balanced Scorecard

Im nun folgenden Kapitel wird die Balanced Scorcard behandelt. Diese beinhaltet die Ursache-Wirkungskette und die Festlegung von Zielen, Kennzahlen, Vorgaben und Maßnahmen.

4.1 Ursache-Wirkungskette

Basierend auf Bodo Müllers Strategie bzw. Vision für die Gesundheits- und Medizintechnik AG könnten folgende Ursache-Wirkungsketten mit den vier klassischen Perspektiven der Balanced Scorecard (finanzielle Perspektive, Kundenperspektive, interne Prozessperspektive und Lern- und Entwicklungsperspektive) sowie einer zusätzlichen Perspektive entwickelt werden (Schumann, Prof. Dr. rer. Pol. Oliver, 2022, S. 213–220):

Tab. 2: Ursache-Wirkungskette auf Grundlage von Bodo Müllers Plan (eigene Darstellung)

Finanzielle Perspektive:	Kundenperspektive:
Ursache: Steigerung des Marktanteils im Gesundheits- und Medizintechniksektor	Ursache: Verbesserung der Kundenzufriedenheit und Kundentreue
Wirkung: Umsatzwachstum und Rentabilitätssteigerung	Wirkung: Steigerung der Kundenbindung und Akquisition neuer Kunden
Messgrößen: Umsatz, Gewinnmarge, ROI (Return on Investment)	Messgrößen: Kundenzufriedenheitsindex, Kundenbindung, Anzahl der Neukunden
Interne Prozessperspektive:	**Lern- und Entwicklungsperspektive:**
Ursache: Effizienzsteigerung und Prozessoptimierung in der Produktion	Ursache: Aufbau von Fachkompetenzen und Innovationsfähigkeit
Wirkung: Reduzierte Produktionskosten und verkürzte Durchlaufzeiten	Wirkung: Verbesserung der Produktqualität und Einführung neuer Technologien
Messgrößen: Produktionskosten pro Einheit, Durchlaufzeit, Ausschussquote	Messgrößen: Anzahl der Weiterbildungsmaßnahmen, Innovationsquote, Mitarbeiterzufriedenheit
Nachhaltigkeitsperspektive:	
Ursache: Integration von Nachhaltigkeitsprinzipien in die Geschäftspraktiken	
Wirkung: Verbesserung des Umweltschutzes und der sozialen Verantwortung	
Messgrößen: CO_2-Emissionen, Ressourcenverbrauch, Sozialprojekte	

Diese Ursache-Wirkungsketten zeigen auf, wie die verschiedenen Perspektiven miteinander verbunden sind. Die Verbesserung in einem Aspekt kann positive Auswirkungen auf die anderen Perspektiven haben. Eine ausgewogene Entwicklung in allen Punkten trägt zur erfolgreichen Umsetzung von Bodo Müllers Strategie bei und unterstützt die langfristige Wettbewerbsfähigkeit und Nachhaltigkeit der Gesundheits- und Medizintechnik AG (Nagel & Wimmer, 2009, S. 329; Schumann, Prof. Dr. rer. Pol. Oliver, 2022, S. 215–220).

4.2 Festlegung Ziele, Kennzahlen, Vorgaben und Maßnahmen

Basierend auf der Ursache-Wirkungs-Kette für die fünf Perspektiven der Balanced Scorecard (finanzielle, Kunden-, interne Prozess-, Lern- und Entwicklungsperspektive sowie Nachhaltigkeitsperspektive) können folgende Ziele, Kennzahlen, Vorgaben und Maßnahmen festgelegt werden (Schumann, Prof. Dr. rer. Pol. Oliver, 2022, S. 213–220):

Tab. 3: Festlegung von Ziele, Kennzahlen, Vorgaben und Maßnahmen in Bezug auf Bodo Müllers Plan (eigene Darstellung)

Finanzielle Perspektive:	Kundenperspektive:
Ziel: Steigerung des Umsatzes um 10% im nächsten Geschäftsjahr.	Ziel: Steigerung der Kundenzufriedenheit um 15% innerhalb der nächsten 12 Monate.
Kennzahl: Umsatzwachstumsrate.	Kennzahl: Kundenzufriedenheitsindex.
Vorgabe: Erreichen einer Umsatzwachstumsrate von mindestens 10%.	Vorgabe: Erreichen eines Kundenzufriedenheitsindex von mindestens 80%.
Maßnahme: Einführung einer gezielten Marketingkampagne zur Steigerung der Markenbekanntheit und Neukundengewinnung.	Maßnahme: Implementierung eines regelmäßigen Feedbacksystems zur Erfassung der Kundenzufriedenheit und Ableitung von Verbesserungsmaßnahmen.
Interne Prozessperspektive:	Lern- und Entwicklungsperspektive:
Ziel: Reduzierung der Produktionskosten um 5% innerhalb der nächsten 6 Monate.	Ziel: Steigerung der Innovationsquote um 20% im nächsten Geschäftsjahr.
Kennzahl: Produktionskosten pro Einheit.	Kennzahl: Anteil neuer Produkte am Gesamtumsatz.
Vorgabe: Senkung der Produktionskosten pro Einheit um mindestens 5%.	Vorgabe: Erreichen eines Anteils neuer Produkte von mindestens 15% am Gesamtumsatz.
Maßnahme: Durchführung einer detaillierten Prozessanalyse, um Engpässe und Effizienzsteigerungspotenziale zu identifizieren und umzusetzen.	Maßnahme: Einrichtung eines Innovationslabors zur Förderung von kreativem Denken und Ideengenerierung sowie zur Umsetzung von Pilotprojekten.
Nachhaltigkeitsperspektive:	
Ziel: Reduzierung der CO_2-Emissionen um 25% innerhalb der nächsten 3 Jahre.	
Kennzahl: CO_2-Emissionsintensität pro produzierte Einheit.	
Vorgabe: Senkung der CO_2-Emissionsintensität um mindestens 25%.	

Maßnahme: Umstellung auf energieeffizientere Produktionsverfahren und Investition in erneuerbare Energien zur Reduzierung des CO_2-Ausstoßes.

Diese Ziele, Kennzahlen, Vorgaben und Maßnahmen unterstützen die Umsetzung von Bodo Müllers Strategie und bieten klare Leitlinien für die Messung des Fortschritts und die Steuerung der Geschäftsaktivitäten. Durch die Kombination von finanziellen Zielen, Kundenzufriedenheit, internen Prozessen, Lern- und Entwicklungsbemühungen sowie nachhaltigem Handeln wird ein ausgewogenes und ganzheitliches Bild geschaffen, um den Erfolg der Gesundheits- und Medizintechnik AG sicherzustellen (Müller-Stewens & Lechner, 2011, S. 600-603).

5   Aufgabe 5: Unternehmensethik

Im letzten Kapitel wird die Unternehmensethik mithilfe von einem Praxisbeispiel, den Unternehmenswerten, dem Wertebruch und den Konsequenzen, untersucht.

5.1 Praxisbeispiel

Ein prominentes Beispiel für ein Unternehmen, bei dem ein öffentlich bekanntes Problem bzw. ein Skandal aufgrund eines fehlenden wertekonformen Verhaltens vorlag, ist der Volkswagen Diesel-Skandal. Praxisbeispiel: Volkswagen Diesel-Skandal. Im September 2015 wurde bekannt, dass Volkswagen bei der Abgasreinigung von Dieselfahrzeugen manipuliert hatte, um die Emissionswerte während der Abgastests zu verfälschen. Dies führte zu einer beträchtlichen öffentlichen Empörung und einem erheblichen Imageschaden für das Unternehmen. Bei den betroffenen Fahrzeugen wurde eine spezielle Software verwendet, die erkennen konnte, ob sich das Fahrzeug im Testmodus befand. Während des Tests wurden die Abgasreinigungssysteme vollständig aktiviert, um niedrigere Emissionswerte zu erzielen und die Teststandards einzuhalten. Im normalen Straßenbetrieb wurden die Abgasreinigungssysteme jedoch deaktiviert, um eine bessere Leistung und Kraftstoffeffizienz zu erzielen. Dadurch wurden deutlich höhere Schadstoffemissionen verursacht, die die gesetzlichen Grenzwerte überschritten. Der Skandal hatte weitreichende Auswirkungen auf Volkswagen, darunter massive finanzielle Verluste, Klagen von Kunden, Regulierungsbehörden und Aktionären, Rückrufe von Millionen betroffenen Fahrzeugen und erhebliche Reputationsschäden. Das öffentliche Vertrauen in das Unternehmen und die gesamte Automobilindustrie wurde erschüttert. Die Enthüllung des Volkswagen Diesel-Skandals verdeutlichte das Fehlverhalten des Unternehmens und den Verstoß gegen ethische Grundsätze. Statt den gesetzlichen Vorgaben und Umweltstandards gerecht zu werden, wurden bewusste Manipulationen vorgenommen, um die Ergebnisse der Abgastests zu fälschen und die Fahrzeuge als umweltfreundlicher darzustellen, als sie tatsächlich waren. Dieses Verhalten war nicht wertekonform und widersprach den Grundsätzen von Transparenz, Verantwortung und Integrität, die in der Geschäftsethik von Unternehmen eine zentrale Rolle spielen sollten. Es unterstreicht die Notwendigkeit, dass Unternehmen ihre Werte und ethischen Prinzipien konsequent leben und in allen Bereichen ihres Geschäftsbetriebs umsetzen (Staub, 2020; *Volkswagen,* 2015).

5.2 Unternehmenswerte

Für das Unternehmen Volkswagen gelten die folgenden Unternehmenswerte:

- Nachhaltigkeit: Volkswagen strebt danach, nachhaltige Mobilität zu ermöglichen und einen Beitrag zur Umweltverträglichkeit zu leisten. Das Unternehmen verfolgt das Ziel, emissionsarme Fahrzeuge zu entwickeln und Ressourcen effizient zu nutzen.
- Kundenorientierung: Volkswagen legt großen Wert auf die Zufriedenheit der Kunden. Das Unternehmen strebt danach, qualitativ hochwertige Fahrzeuge anzubieten, die den Bedürfnissen und Anforderungen der Kunden entsprechen.
- Teamarbeit: Volkswagen fördert eine kooperative Arbeitskultur, in der Teamarbeit und Zusammenarbeit im Vordergrund stehen. Das Unternehmen ermutigt seine Mitarbeiter, ihr Wissen und ihre Fähigkeiten auszutauschen und gemeinsam innovative Lösungen zu entwickeln.
- Integrität: Volkswagen betont die Bedeutung von Ehrlichkeit, Verantwortung und Integrität in allen Geschäftsprozessen. Das Unternehmen erwartet von seinen Mitarbeitern, ethische Standards einzuhalten und fair sowie transparent zu handeln.
- Innovation: Volkswagen strebt kontinuierliche Verbesserungen und Innovationen an, um innovative Fahrzeugkonzepte, Technologien und Mobilitätslösungen zu entwickeln. Das Unternehmen legt Wert auf kreatives Denken und den Mut, neue Wege zu gehen.

Diese Werte wurden in der Unternehmenskultur von Volkswagen verankert und sollen als Leitlinien für das Verhalten der Mitarbeiter dienen. Allerdings wurde im Zuge des Diesel-Skandals deutlich, dass diese Werte nicht angemessen gelebt wurden und es zu einem erheblichen Verstoß gegen ethische Grundsätze kam. Dies verdeutlicht, dass es nicht ausreicht, Werte zu formulieren, sondern dass sie auch konsequent in der Unternehmenspraxis umgesetzt werden müssen (Ewing, 2017; Staub, 2020).

5.3 Wertebruch

Im Fall des Volkswagen-Skandals wurde gegen mehrere Unternehmenswerte und -prinzipien verstoßen. Hier sind einige der wichtigsten Aspekte, in denen ein Wertebruch stattfand:

- Integrität und Ethik: Volkswagen hat gegen grundlegende ethische Prinzipien verstoßen, indem sie eine betrügerische Software entwickelten und in ihren Fahrzeugen einsetzten, um die Emissionswerte bei Tests zu manipulieren. Dieses Verhalten war ein klarer Verstoß gegen die Integrität des Unternehmens.
- Kundenorientierung: Volkswagen hat seine Kunden getäuscht, indem sie Fahrzeuge verkauften, die die Umweltstandards nicht erfüllten, obwohl dies fälschlicherweise behauptet wurde. Dieser Wertebruch zeigt eindeutig einen Mangel an Kundenorientierung und Verantwortung gegenüber den Käufern ihrer Fahrzeuge.
- Nachhaltigkeit: Der Skandal von Volkswagen steht im Widerspruch zu den Nachhaltigkeitsbemühungen des Unternehmens. Volkswagen hatte sich zuvor zu umweltfreundlichen Technologien und zur Reduzierung von Emissionen verpflichtet. Der Einsatz der betrügerischen Software und die Manipulation der Emissionswerte stehen jedoch im Widerspruch zu diesem Wert.
- Vertrauen: Der Verstoß gegen die Umweltstandards und die betrügerischen Praktiken haben das Vertrauen der Kunden, Aktionäre und der Öffentlichkeit in Volkswagen erschüttert. Vertrauen ist ein grundlegender Wert für jedes Unternehmen, und der Skandal hat das Vertrauen in die Marke Volkswagen stark beeinträchtigt.

Hier ist anzumerken, dass dies nur einige der Aspekte sind, in denen ein Wertebruch durch das Verhalten von Volkswagen im Zusammenhang mit dem Skandal aufgetreten ist (Ewing, 2017; Staub, 2020).

5.4 Konsequenzen

Die Konsequenzen des nicht-wertekonformen Verhaltens von Volkswagen hatten weitreichende Auswirkungen auf verschiedene interne und externe Stakeholder. Hier sind einige mögliche bzw. tatsächliche Konsequenzen für zwei interne und zwei externe Stakeholder des Unternehmens:

Tab. 4: Mögliche und tatsächliche Konsequenzen des nicht werte-konformen Verhaltens für interne und externe Stakeholder des Unternehmens (eigene Darstellung)

Mögliche bzw. Tatsächliche Konsequenzen des nicht-wertekonformen Verhaltens	
Interne Stakeholder	Externe Stakeholder
Mitarbeiter: Die Mitarbeiter von Volkswagen waren von den Konsequenzen des Skandals betroffen. Es kam zu einem Vertrauensverlust in die Führungsebene des Unternehmens, was zu Unsicherheit und Unruhe unter den Mitarbeitern führten. Darüber hinaus waren Arbeitsplätze gefährdet, da das Unternehmen mit finanziellen und rechtlichen Herausforderungen konfrontiert wurde.	Kunden: Die Kunden von Volkswagen waren direkt betroffen, da sie Fahrzeuge gekauft hatten, die nicht den angegebenen Umweltstandards entsprachen. Dies führte zu einem Vertrauensverlust und einem erheblichen Image-Schaden für Volkswagen. Kunden haben das Vertrauen in die Marke verloren und sich für andere Automobilhersteller entschieden. Darüber hinaus haben sie rechtliche Schritte eingeleitet, um Schadensersatz zu fordern.
Aktionäre: Die Aktionäre von Volkswagen haben erhebliche finanzielle Verluste erlitten. Der Aktienkurs des Unternehmens brach nach dem Bekanntwerden des Skandals ein, und es wurden hohe Strafen und Entschädigungen verhängt. Dies führte zu erheblichen Wertverlusten der Aktien und finanziellen Belastungen für die Aktionäre.	Umwelt und Gesellschaft: Der Skandal hatte auch negative Auswirkungen auf die Umwelt und die Gesellschaft im Allgemeinen. Durch die Manipulation der Emissionswerte wurden höhere Schadstoffemissionen verursacht, die negative Auswirkungen auf die Umwelt und die Gesundheit der Menschen haben. Dies führte zu einer Verletzung der Verantwortung des Unternehmens gegenüber der Gesellschaft und einem Verlust an Vertrauen in die Nachhaltigkeitsbemühungen von Volkswagen.

Es ist wichtig anzumerken, dass die tatsächlichen Konsequenzen des Skandals von Volkswagen von verschiedenen Faktoren abhängig waren und sich im Laufe der Zeit verändern. Diese Beispiele sollen jedoch einige der möglichen Auswirkungen auf interne und externe Stakeholder veranschaulichen (Staub, 2020).

6   Literaturverzeichnis

Ewing, J. (2017). *Wachstum über alles. Der VW-Skandal* (S. Schuhmacher, B. Jendricke, Übers.) (1. Auflage). München: Droemer eBook.

Johnson, G., Scholes, K. & Whittington, R. (2011). *Strategisches Management. Eine Einführung ; Analyse, Entscheidung und Umsetzung* (wi - Wirtschaft, 9., aktualisierte Aufl. [der engl. Orig.-Ausg.]. München: Pearson Studium. Verfügbar unter: https://swbplus.bsz-bw.de/bsz336576242cov.htm

Kotter, J. P. (2015). *Die Kraft der zwei Systeme. Havard business Manager (Spezial)*.

Müller-Stewens, G. & Lechner, C. (2011). *Strategisches Management. Wie strategische Initiativen zum Wandel führen; der St. Galler General-Management-Navigator* (EBL-Schweitzer, 4., überarb. Aufl.). Stuttgart: Schäffer-Poeschel. Verfügbar unter: http://swb.eblib.com/patron/FullRecord.aspx?p=1402574

Nagel, R. & Wimmer, R. (2009). *Systemische Strategieentwicklung. Modelle und Instrumente für Berater und Entscheider* (Systemisches Management, Online-Ausg. der 5., aktualis. u. erw. Aufl.). Stuttgart: Schäffer-Poeschel. Verfügbar unter: https://ebookcentral.proquest.com/lib/kxp/detail.action?docID=3033369

Reisinger, S., Gattringer, R. & Strehl, F. (2013). *Strategisches Management. Grundlagen für Studium und Praxis*. München: Pearson Deutschland. Verfügbar unter: https://elibrary.pearson.de/book/99.150005/9783863265229

Schulte-Zurhausen, M. (2014). *Organisation* (Vahlens Handbücher der Wirtschafts- und Sozialwissenschaften, 6th ed.). München: Franz Vahlen. Verfügbar unter: https://ebookcentral.proquest.com/lib/kxp/detail.action?docID=6991037

Schumann, Prof. Dr. rer. Pol. Oliver. (2022). *Studienbrief Strategisches Management II (rev.28.022.000)*. Deutsche Hochschule für Prävention und Gesundheitsmanagement, Saarbrücken.

Staub, C. (2020). *Der Abgasskandal. Krise der deutschen Automobilindustrie* (1. Auflage, digitale Originalausgabe). München: GRIN Verlag.

Volkswagen. Was wir über den Abgasskandal wissen. (2015, 27. November). *ZEIT ONLINE*. Verfügbar unter: https://www.zeit.de/wirtschaft/2015-09/vw-abgase-manipulation-faq/komplettansicht#print

Welge, M. K., Al-Laham, A. & Eulerich, M. (2017). *Strategisches Management. Grundlagen - Prozess - Implementierung* (Lehrbuch, 7., überarbeitete und aktualisierte Auflage). Wiesbaden: Springer Gabler. https://doi.org/10.1007/978-3-658-10648-5

7 Tabellenverzeichnis

BEI GRIN MACHT SICH IHR WISSEN BEZAHLT

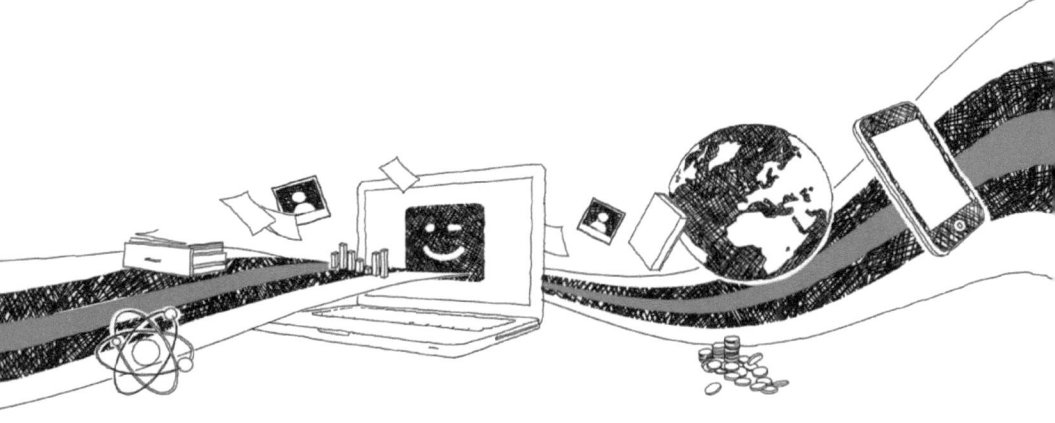

- Wir veröffentlichen Ihre Hausarbeit,
  Bachelor- und Masterarbeit

- Ihr eigenes eBook und Buch -
  weltweit in allen wichtigen Shops

- Verdienen Sie an jedem Verkauf

Jetzt bei www.GRIN.com hochladen
und kostenlos publizieren

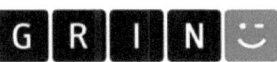